COUP D'ŒIL

SUR

LA MÉDECINE

DES ANCIENS INDIENS

MÉMOIRE LU A L'ACADÉMIE IMPÉRIALE DE MÉDECINE,

DANS LA SÉANCE DU 26 OCTOBRE 1858,

PAR

le Docteur RENÉ BRIAU,

Bibliothécaire de l'Académie impériale de médecine,
Membre de la Société asiatique, de la Société d'hydrologie médicale, etc., etc.,
chevalier de la Légion d'honneur, officier de l'Ordre du Sauveur de Grèce.

PARIS,

LIBRAIRIE DE VICTOR MASSON,

PLACE DE L'ÉCOLE-DE-MÉDECINE;

ET

LIBRAIRIE DE BENJAMIN DUPRAT,

LIBRAIRE DE L'INSTITUT, DE LA BIBLIOTHÈQUE IMPÉRIALE ET DU SÉNAT.

RUE DU CLOÎTRE SAINT-BENOIT, 7.

1858.

COUP D'ŒIL

SUR

LA MÉDECINE

DES ANCIENS INDIENS

MÉMOIRE LU A L'ACADÉMIE IMPÉRIALE DE MÉDECINE,

DANS LA SÉANCE DU 26 OCTOBRE 1858,

PAR

le Docteur RENÉ BRIAU,

Bibliothécaire de l'Académie impériale de médecine,
Membre de la Société asiatique, de la Société d'hydrologie médicale, etc., etc.,
chevalier de la Légion d'honneur, officier de l'Ordre du Sauveur de Grèce.

PARIS,

LIBRAIRIE DE VICTOR MASSON,

PLACE DE L'ÉCOLE-DE-MÉDECINE;

ET

LIBRAIRIE DE BENJAMIN DUPRAT,

LIBRAIRE DE L'INSTITUT, DE LA BIBLIOTHÈQUE IMPÉRIALE ET DU SÉNAT.

RUE DU CLOÎTRE SAINT-BENOIT, 7.

1858.

COUP D'ŒIL

SUR LA

MÉDECINE DES ANCIENS INDIENS

On admet généralement que la science médicale, ainsi que
la plupart des autres branches des connaissances humaines,
telles que nous les possédons aujourd'hui, a pris naissance
sur le sol privilégié de la Grèce ; et les documents histori-
ques les plus concluants permettent en effet d'en suivre les
évolutions successives depuis Hippocrate jusqu'à nos jours.
On admet en outre, avec toute raison, que c'est à ce grand
homme que revient l'immortel et impérissable honneur
d'avoir établi les lois générales et posé les vrais principes de
la médecine; d'avoir, en un mot, constitué à l'état de science
les notions transmises des temps anciens jusqu'à lui par une
tradition confuse et mal définie. A Dieu ne plaise que je
veuille chercher à diminuer cette gloire si justement établie!
Mais l'intérêt de la vérité domine tous les autres, et nous fait
un devoir de nous enquérir s'il n'existe aucun monument
écrit plus ancien que la collection hippocratique, aucun livre
contenant les éléments d'une science médicale déjà organisée

avec toutes les connaissances générales que comporte le nom de science. Examinons donc si d'autres peuples plus anciennement civilisés que les Grecs, mais beaucoup plus récemment connus et étudiés par nous, n'étaient pas dépositaires de traités médicaux antérieurs à ceux que nous connaissons, et en tous cas, indépendants de ces derniers.

En poursuivant mes recherches habituelles sur l'histoire de la médecine et sur les médecins de l'antiquité, je fus entraîné, il y a quelque temps, à faire des études sur la langue sanscrite et à prendre une connaissance générale de cette vaste littérature qui contient un des plus anciens livres connus, et qui ne comporte pas moins de vingt-cinq siècles dans les phases diverses de son développement. Pendant cette excursion en dehors du domaine médical, à laquelle la curiosité philologique avait la plus grande part, je ne pouvais cependant me dépouiller de mon caractère de médecin, et je me demandai bien vite si par hasard il n'existait rien d'intéressant pour notre science dans cette immense agglomération de productions religieuses, épiques, grammaticales, etc., etc.

Je me souvins alors que Rhazès, dans son grand ouvrage intitulé *El Hawi*, c'est-à-dire, *le continent*, rapporte assez souvent les opinions des médecins indiens; mais on n'avait pu tirer aucun parti de ces fragments épars pour se faire une idée juste du développement scientifique et de l'antiquité de la médecine dans les contrées qu'arrose le Gange. On pouvait seulement en inférer qu'il y avait eu autrefois dans ce pays une culture assez avancée de la médecine. En effet, si le peuple indien, essentiellement contemplatif et peu soucieux des besoins matériels de la vie, a pu négliger beaucoup de sciences conduisant à des résultats pratiques, il lui était impossible de se passer de la médecine, qui est, avec la religion, la plus impérieuse nécessité des peuples, à ce point qu'aucun, même parmi les plus barbares, ne peut y échapper.

Ces considérations me firent rechercher avec soin les documents qui pouvaient avoir un rapport plus ou moins direct avec notre science, et j'appris ainsi que le texte sanscrit du plus ancien des ouvrages de médecine de l'Inde avait été imprimé à Calcutta en 1835, et avait été traduit par un médecin allemand, M. Francis Hessler, dont le travail était en ce moment même en voie de publication. J'eus le bonheur de rencontrer un exemplaire de cet ouvrage à la Société asiatique, dont j'ai l'honneur d'être membre; et avec l'aide souvent invoquée de mon excellent ami, M. Foucaux, professeur de sanscrit au collége de France, j'ai pu prendre une connaissance assez exacte de la valeur scientifique de ce traité qui, comme je le dirai plus loin, remonte à une époque antérieure à l'ère chrétienne.

Ce livre est intitulé *Susrutas, Ayurvedas,* c'est-à-dire, *Science de la médecine par Susruta.* L'auteur déclare tout d'abord comment la doctrine lui a été révélée par le bienheureux *D'hanvantari,* espèce d'Esculape indien qui lui-même avait recueilli la science de la bouche de Brahma, par l'intermédiaire des deux *Asvin,* démiurges qui correspondent assez exactement aux personnages grecs de Castor et Pollux. Il y a ici, comme en beaucoup d'autres points, similitude presque complète entre la filiation des mythes indiens et des mythes grecs. Il ne faut point s'étonner de cette ressemblance et de ce parallélisme ; on les retrouve dans la plupart des faits principaux de l'histoire primitive de ces peuples, dont la parenté originelle est d'ailleurs aujourd'hui très bien démontrée. Le sloka, ou distique qui termine le premier chapitre, rend ainsi compte de ces faits : « Celui qui étudie ce véda éternel révélé par » *Svayambhu* et commenté par *Kasiradja*, s'il est pur et » honoré par les rois, ira retrouver, après la mort des cinq » esprits vitaux, les habitants du monde d'*Indra*. » Or, *Svayambhu* signifie mot à mot « celui qui existe par lui-même » ; c'est une épithète de *Brahma*, le dieu suprême. *Kasiradja* veut dire « seigneur ou roi de Bénarès » ; c'est une désignation de *D'hanvantari*.

Comme il est facile de le prévoir, la médecine de *Susruta* est mêlée de légendes et de pratiques religieuses, ainsi que de principes théologiques. Aussi, pour l'exercer, fallait-il avoir obtenu la permission des brahmanes et leur être affilié, bien que d'ailleurs le médecin eût la liberté de choisir ses disciples indifféremment dans les quatre castes de l'Inde. Mais ces matières sont loin de former la partie principale de l'ouvrage ; les préceptes vraiment scientifiques y sont en grande majorité. On y enseigne dès le commencement que le médecin doit se munir de toutes les connaissances qui ont quelque rapport avec la médecine, et l'on y trouve nettement formulée la règle suivante : « Celui qui » connaît complétement la doctrine, mais qui est inhabile » aux opérations, se trouble chaque fois qu'il aborde le malade, comme un soldat timide qui se présente au combat. » D'une autre part, celui qui, versé dans l'art chirurgical, met » cependant de côté la doctrine par présomption, ne mérite

» pas d'être honoré par les gens de bien. Ces deux hommes,
» qui ne connaissent chacun que la moitié de l'art de guérir,
» sont également incapables de bien s'acquitter de leurs
» fonctions, et ressemblent à deux oiseaux qui n'auraient
» qu'une aile chacun. » On voit par là que chez les Indiens la
médecine n'était pas séparée de la chirurgie, et que l'art de
guérir formait un tout complet sans aucun fractionnement.

Susruta veut que celui qui se destine à la médecine soit
noble, jeune, beau, vigoureux, pur, instruit dans les sciences
sacrées, modeste, intelligent, discret et patient. Il doit se
préparer par des sacrifices, des prières, des invocations,
suivant les rites sacrés, et être choisi par un médecin d'une
caste supérieure à la sienne. Il ne pourra se livrer à la pratique qu'après avoir longtemps étudié et après s'être exercé
un grand nombre de fois à toutes les opérations. En pu-
blic, il doit être digne et paraître supérieur aux autres
hommes par sa tenue et sa décence ; il faut qu'il soit doux
et bienveillant; il sera vêtu de blanc, aura une canne à la
main, les cheveux courts et les ongles coupés; il doit évi-
ter avec soin de babiller et de plaisanter avec les femmes.
Chacun remarquera ici combien ces recommandations se
rapprochent de celles qui sont contenues dans le traité hippocratique intitulé *Du médecin*, sauf quelques détails qui
tiennent à la différence des lieux et des mœurs. *Susruta*
prescrit, en outre, de ne jamais donner de soins médicaux
aux scélérats et aux chasseurs. Ce précepte vient de ce que
la religion brahmanique reconnaît le dogme de la métem-
psycose, et défend en conséquence de tuer les animaux. Il
enseigne qu'il y a trois moyens de reconnaître les maladies : 1° l'inspection des malades, 2° le toucher, 3° l'in-

terrogation. Il ajoute qu'on doit employer aussi les cinq sens pour bien diagnostiquer.

L'*Ayurveda* reconnaît cinq principes ou éléments dans la nature : ce sont l'air, le feu, la terre, l'eau et l'éther. C'est à l'aide de ces cinq éléments que Brahma crée et entretient toutes choses. Il n'échappera à personne que cette théorie de la philosophie indienne, à l'aide de laquelle elle explique tous les phénomènes naturels, diffère de la théorie grecque des quatre éléments par l'introduction d'un cinquième principe, l'éther, auquel on fait jouer un rôle important. Toutefois il est essentiel de remarquer qu'en médecine les Grecs admettaient le πνεῦμα (esprit), qui, selon eux, circulait dans les artères ; et *Susruta* admet également que l'éther circule dans les vaisseaux rouges : car la science indienne distingue des vaisseaux noirs, qui sont les veines; des vaisseaux rouges, qui sont les artères ; et enfin, chose surprenante ! des vaisseaux cachés, que M. Hessler croît être les lymphatiques. Mais j'avoue qu'avant d'adopter l'opinion étrange que les Indiens ont pu connaître ces vaisseaux, j'ai besoin d'en rechercher et d'en trouver la preuve tout à fait évidente. Ainsi le cinquième élément, rejeté de la philosophie, se retrouvait dans la médecine grecque. Ces cinq principes répondent aux cinq sens, savoir : l'air au tact, le feu à la vue, la terre à l'odorat, l'eau au goût, et l'éther à l'ouïe. Ils sont, au reste, les causes éloignées des maladies, et agissent sur l'organisme humain par le moyen des saisons, des aliments, de l'atmosphère et des lieux.

Les causes prochaines des maladies sont la mauvaise répartition et le défaut d'équilibre des humeurs. Il y a des maladies naturelles et des maladies surnaturelles ou démo-

niaques. Les maladies naturelles sont de quatre espèces :
1° les accidentelles, qui proviennent de lésions extérieures ;
2° les corporelles, qui proviennent de lésions intérieures ;
3° les morales, qui comprennent toutes les passions ;
4° enfin, les naturelles, qui sont le propre de notre nature,
comme la faim, la vieillesse, la mort, etc. Mais c'est là seulement le point de vue théorique, car, sous le rapport pratique,
l'*Ayurveda* divise simplement les maladies en internes et
externes. Les indications thérapeutiques pour les affections
internes sont tirées principalement des saisons, de l'âge, de
la force et du caractère des sujets. La matière médicale est
prise, presque entièrement, dans les règnes végétal et ani-
mal. A peine quelques substances métalliques sont-elles
indiquées dans le livre de *Susruta*. La potasse caustique
seule y est fréquemment conseillée. Du reste, les moxas,
les cautères de toute espèce, les sangsues, les ventouses, les
cataplasmes, les injections, les frictions, etc., etc., sont
constamment recommandés. Une part très large est également faite aux moyens mystiques, aux enchantements et
aux cérémonies religieuses. Il ne faut pas oublier, en effet,
que notre ouvrage est un *véda*, c'est-à-dire un livre sacré.
Ce mot *veda* est pris de la racine *vid*, qui a fourni le mot
latin *videre*, et qui exprime l'idée de *voir* ou *savoir* ; d'où
veda signifie la science par excellence, la science sacrée.

La chirurgie de *Susruta*, sans être aussi avancée ni aussi
savante que celle des Grecs, est cependant dans un état de
développement dont on a droit d'être étonné ; et son expo-
sition prouve que les médecins indiens étaient versés dans
la pratique des plus grandes opérations. Ainsi on y trouve
décrits la cystotomie périnéale, l'embryotomie, divers

genres d'autoplasties et de sutures, la dissection des fistules
anales et des tumeurs hémorrhoïdaires. L'arsenal chirurgical est déjà considérable ; on y voit figurer différentes
espèces de couteaux, de pinces, de scies, de spéculums, de
sondes, d'aiguilles, de ventouses, de cautères actuels et
potentiels, etc. Toutefois leurs connaissances anatomiques
sont à peu près nulles, ou du moins dans une naïve en-
fance ; car les Indiens avaient, plus qu'aucun autre peuple,
le respect des morts, et leurs croyances religieuses s'oppo-
saient aux recherches sur les animaux : d'ailleurs, ils ne
sentaient probablement pas le besoin de ces études posi-
tives et précises, qui sont la gloire des écoles modernes
et qui révèlent une culture intellectuelle avancée. Leur
anatomie consiste donc seulement à dénommer les organes
les plus apparents et à énumérer le nombre des os. Ai-je
besoin d'ajouter que leur physiologie, n'ayant pas de base,
ne consiste que dans des explications théoriques purement
intuitives ? Mais un point sur lequel on revient avec in-
sistance dans l'*Ayurveda*, c'est la nécessité indispensable
pour le médecin de s'exercer longtemps à la pratique des
opérations. Cet exercice, sans cesse recommandé, peut
avoir lieu sur toutes les productions végétales naturelles. Il
est même permis, pour cela, tant on y attachait d'impor-
tance ! de se servir des cadavres d'animaux. Enfin, qui le
croirait ! il est dit dans un endroit qu'on peut apprendre à
connaître les organes sur des cadavres humains, pourvu
que ce soit après plusieurs jours de purifications et une
multitude de préparations religieuses. Du reste, les qualités requises pour être bon opérateur sont d'être ferme,
prompt, imperturbable, sans faiblesse ni crainte, et d'avoir

un instrument bien affilé. Il est impossible de né pas rappeler ici que Celse exige du chirurgien, presque dans les mêmes termes, les mêmes qualités, auxquelles il ajoute celles d'être jeune et ambidextre.

Ces sortes de rapprochements pourraient être beaucoup plus multipliées ; mais mon intention étant de ne donner ici qu'un aperçu très général du plus célèbre et du plus ancien des livres de médecine de l'Inde, je m'abstiendrai de plus amples détails sur les doctrines qu'il contient, pour dire quelques mots de l'époque où il a été rédigé.

L'ouvrage commence par une invocation à *Brahma*, à *Indra* et aux deux *Asvin ;* puis il raconte que plusieurs hommes, prenant en pitié les maux qui affligent l'humanité, vinrent trouver le bienheureux *D'hanvantari* et le supplièrent de leur enseigner les moyens d'y remédier. Celui-ci daigna se rendre à leurs prières, et en choisit un parmi eux pour lui dicter un abrégé de la science que Brahma lui-même avait révélée. Le disciple privilégié fut *Susruta,* qui rédigea l'*Ayurveda* sous la dictée de son maître. Ce livre, dont la majeure partie est en prose, contient cependant de nombreux préceptes en vers disséminés çà et là, et disposés par distiques, à la manière des *Védas.* Je suis très convaincu que cette partie rédigée sous la forme poétique est beaucoup plus ancienne que le reste de l'ouvrage. Ces préceptes, résultats de l'expérience et formulés en règles avant que l'écriture fût connue, durent être transmis par la voie orale de génération en génération, et pour cela il fallut se servir d'un procédé qui permît de les retenir facilement gravés dans la mémoire. Les médecins devaient les apprendre par cœur, de même que les prêtres étaient tenus d'apprendre de la même manière, et mot à mot, les formules de prières et d'invocations. Leur rédaction sentencieuse, précise, laconique, et leur couleur religieuse donnent à ces règles canoniques quelque ressemblance avec les monuments de législation les plus primitifs, comme, par exemple, la loi romaine des Douze tables, et leur impriment un caractère d'archaïsme qu'il est impossible de méconnaître. Ces distiques ne sont donc qu'une collection d'aphorismes médicaux transmis par la tradition depuis les temps les plus anciens, et intercalés par *Susruta* dans son œuvre propre. Quant au reste de l'ouvrage, il est probablement d'une date beaucoup plus récente.

Il serait sans doute très intéressant de connaître l'époque où vécut *Susruta*, et où il rédigea son livre ; mais, dans l'état actuel de la science, il est absolument impossible de résoudre cette question. M. le docteur Hessler, dans le travail dont j'ai fait mention, ne craint pas d'affirmer que l'auteur de l'*Ayurveda* vivait au moins mille ans avant l'ère chrétienne. Mais il est plus facile d'affirmer que de prouver ; et la vérité m'oblige à dire qu'il ne justifie cette assertion par aucune raison bien solide. Toutefois il est peut-être possible d'établir certaines limites extrêmes, entre lesquelles on pourra placer avec vraisemblance la rédaction du livre de *Susruta*. Ainsi, d'abord on trouve dans le *Mahabharata* (1) un passage qui fait mention de l'*Atharvaveda* et de ses appendices, dont notre ouvrage de médecine fait partie, comme l'auteur le déclare dans son premier chapitre. On doit donc conclure de ce passage d'un des

(1) *Mahabharata, in nala*, lib. XII, slok. 17.

grands poëmes épiques de l'Inde, que l'*Ayurveda* est antérieur à la rédaction du *Mahabharata*. En outre, un des plus célèbres parmi les indianistes actuels, M. Wilson (1), regarde comme probable qu'à une époque reculée il existait une école de médecine célèbre à Bénarès, et déjà nous avons vu que *D'hanvantari* était appelé *Kasiradja*, c'est-à-dire « roi ou seigneur de Bénarès », et que *Susruta* était son disciple. A la vérité, M. Wilson ne spécifie pas ce qu'il entend par une époque reculée ; mais il est facile de conjecturer qu'un directeur de cette école mis au rang des dieux ne peut être qu'un personnage fort ancien. Enfin Strabon (2), qui, comme on sait, vivait sous les règnes d'Auguste et de Tibère, dit, d'après Mégasthène, historien du temps d'Alexandre le Grand, que les anciens Indiens ne s'appliquaient à aucune autre science qu'à la médecine, et ajoute, ce qui est plus concluant, qu'outre les quatre éléments admis par la science grecque, ils en reconnaissaient un cinquième. Or, nous avons vu que cette théorie des cinq éléments se trouve précisément exposée tout au long dans l'*Ayurveda*.

De tous ces témoignages, dont je n'ai point épuisé la liste, il me semble résulter que la rédaction du livre de *Susruta* n'a pas pu avoir lieu plus tard que deux ou trois siècles avant l'ère chrétienne, et que les peuples indiens étaient en possession d'une science médicale dogmatisée longtemps avant cette époque, comme le prouve la partie du livre

(1) *Vischnu purana*, p. 407, n° 11. Londres, 1840.

(2) Strabon, *Géograph.*, liv. XV, chap. I, §§ 59 et 60. — Mégasthène, dans *Fragm. hist. græc.* (Éditions Firmin Didot.)

rédigée en distiques. J'ajouterai, pour faire voir en quel honneur était la médecine dans ces contrées, que dans les annales singhalaises, intitulées *Mahavamsa* et *Soulouvamsa*, il est fait mention d'un roi de Ceylan, nommé *Bouddhadasa*, qui, vers le milieu du ive siècle de notre ère, fut un grand médecin, écrivit plusieurs livres de médecine, fonda de nombreux hôpitaux, et établit un médecin par section de dix villages.

Maintenant beaucoup se demanderont si les Grecs ont appris la médecine des Indiens, ou si ces derniers la leur ont empruntée, ou bien si la science s'est développée parallèlement et simultanément chez les deux peuples, dont pourtant l'origine était commune. Cette question est fort complexe, et ne peut être résolue d'une manière radicale et complète. D'une part, on peut remarquer que Hippocrate fait entrer dans sa matière médicale un certain nombre de plantes indigènes de l'Inde, tandis qu'on ne trouve dans *Susruta* aucune indication de plantes originaires de Grèce. J'ai déjà fait voir, en outre, qu'une partie de l'*Ayurveda* présente un caractère religieux et archaïque qui la recule bien loin dans l'antiquité. Mais, d'un autre côté, il est difficile d'admettre que la science grecque n'ait point pénétré dans l'Inde à la suite des conquêtes d'Alexandre le Grand. En effet, les guerres, qui bouleversent les empires et mélangent les populations, ont cet avantage que les peuples les plus avancés en civilisation et en science, vainqueurs ou vaincus, imposent aux autres quelques-unes de leurs idées et de leurs tendances. Je n'ai rencontré jusqu'à présent, dans l'*Ayurveda*, aucune trace d'emprunt fait aux Grecs ; mais si, postérieurement à l'invasion d'Alexandre, on avait intercalé dans ce livre quelques parcelles des connaissances helléniques, ce que le caractère indien rend d'ailleurs très peu vraisemblable, il n'en faudrait rien conclure contre l'originalité de la doctrine de *Susruta*. Il est facile de se rendre compte que la médecine est la plus ancienne des sciences. Elle résulte de besoins tellement impérieux et inhérents à l'humanité, qu'elle a pu être dogmatisée chez plusieurs peuples à la fois sans que les uns aient eu connaissance des découvertes des autres.

Je reste donc persuadé qu'avant l'arrivée des Macédoniens dans l'Inde, les peuples de ce pays étaient déjà en possession d'une science médicale bien ordonnée et rédigée en corps de doctrine. Une étude plus approfondie des documents que nous possédons sur la médecine de ces contrées si anciennement civilisées, et pourtant si nouvelles encore pour nous, permettra sans doute d'éclaircir plusieurs questions que je n'ai fait que poser ici, et de résoudre divers problèmes inséparables d'un sujet aussi complétement neuf. Pour mon compte, je tâcherai d'apporter mon tribut de travail à ce point intéressant d'histoire de la médecine.

Paris. — Imprimerie de L. MARTINET, rue Mignon, 2.

LIBRAIRIE DE VICTOR MASSON

GAZETTE HEBDOMADAIRE

DE MÉDECINE ET DE CHIRURGIE

BULLETIN DE L'ENSEIGNEMENT MÉDICAL

PUBLIÉ

SOUS LES AUSPICES DU MINISTÈRE DE L'INSTRUCTION PUBLIQUE

ORGANE

DE LA SOCIÉTÉ MÉDICALE ALLEMANDE
DE LA SOCIÉTÉ DE MÉDECINE DU DÉPARTEMENT DE LA SEINE
ET DE LA SOCIÉTÉ ANATOMIQUE

Rédacteur en chef : le Docteur A. DECHAMBRE

La Gazette hebdomadaire, publiée dans le format in-4°, paraît, depuis le 7 octobre 1853, le vendredi de chaque semaine. Elle contient régulièrement, par numéro, 32 colonnes, et, de plus, elle donne au moins 160 colonnes de supplément réparties entre ses cinquante-deux numéros. Au bout de l'année, elle forme un beau tome de plus de 900 pages, d'une dimension commode pour les bibliothèques.

PRIX DE L'ABONNEMENT

PARIS ET DÉPARTEMENTS

Un an, 24 francs — Six mois, 13 francs. — Trois mois, 7 francs.

PRIX DE L'ABONNEMENT ANNUEL POUR L'ÉTRANGER

Bade, Bavière.	24 fr.	Autriche, Espagne, Pologne, Russie, Saxe, Suède.	28 fr.
Angleterre, Malte, Belgique, Grèce, Pays-Bas, Égypte, Syrie, Turquie.	27	États romains.	34
Colonies, États-Unis du Nord (voie anglaise), Toscane.	29	Portugal.	25
		Sardaigne.	26
Duchés italiens, Suisse.	25	Sicile.	30

L'ANNÉE 1858 CORRESPOND AU TOME V.

Prix de chaque volume complet : 25 f.

Paris. — Imprimerie de L. Martinet, rue Mignon, 2.

www.ingramcontent.com/pod-product-compliance
Lightning Source LLC
Chambersburg PA
CBHW050738070726
47597CB00009B/3985